LE SIÉGE DE PARIS

AU POINT DE VUE

DE L'HYGIÈNE ET DE LA CHIRURGIE.

LE SIÉGE DE PARIS

AU POINT DE VUE

DE L'HYGIÈNE ET DE LA CHIRURGIE (1)

Au début de la guerre de 1870 entre la France et la Prusse, j'eus l'honneur d'être envoyé en mission auprès de l'armée française pour étudier l'organisation sanitaire et médicale et faire un rapport sur toutes les questions concernant la chirurgie qui pourraient se présenter.

A mon arrivée à Paris, le 2 septembre, alors que je faisais les démarches nécessaires pour obtenir des autorités les lettres de créance qui devaient me permettre de rejoindre l'armée du maréchal de Mac-Mahon, des rumeurs commençaient déjà à circuler au sujet de la position critique de cette armée et de son chef : le lendemain, la nouvelle du désastre de Sedan était connue dans toute la capitale.

Le 4, avait lieu cette révolution qui amenait la déchéance du gouvernement impérial et l'établissement du gouvernement provisoire. C'est alors que commencèrent à se répandre des bruits au sujet de négociations devant mettre un terme à la guerre, bruits que l'on reconnut bientôt être sans fondement, et la succession rapide des événements indiqua que Paris devait se préparer à un siége. Ce siége, qui n'était au commencement de septembre qu'à l'état de probabilité, a maintenant passé dans le domaine de l'histoire.

La marche hardie des Prussiens, l'accumulation dans la ville de toutes les provisions de bouche qu'il fut possible de se procurer à la hâte, la levée en masse de la population pour la défense, les efforts

---

(1) British medical journal du 6 septembre 1871.

inouïs qui furent faits pour mettre en état les fortifications autour de Paris et à une petite distance de la capitale, pour munir l'effectif des troupes d'habillements et d'armes, et pour aménager convenablement tous les contingents, le pied gigantesque sur lequel furent organisés les secours aux malades et aux blessés, tout cela a été décrit plus ou moins complétement, bien qu'il n'y ait qu'un témoin oculaire qui soit en état de donner une impression exacte sur l'ensemble.

Il est impossible, dans une note nécessairement restreinte, de faire autre chose que d'entrer brièvement dans quelques détails au sujet des points que nous venons d'énumérer. Je ferai observer en outre que, tandis que la plupart de ces points intéressent plus ou moins directement la médecine militaire, deux ou trois seulement s'adressent à la grande masse de nos confrères civils. Je pense néanmoins que les observations que j'ai recueillies au sujet du siége de Paris et que je vais exposer ici pourront présenter quelque intérêt aux yeux de tous mes confrères aussi bien militaires que civils. Pour plus de commodité, je vais examiner successivement les différentes questions dans l'ordre qui suit :

I. — État physique des troupes et contingents.

De grands efforts furent faits incontestablement pour amener sous les drapeaux tous les hommes capables du service militaire. Les gens de toute condition furent enrôlés ; les hommes grisonnants de 55 ans furent mis à côté des jeunes gens de dix-huit et même de plus jeunes, s'il faut en juger d'après l'apparence d'un grand nombre d'entre eux ; les boiteux et les bancals eux-mêmes ne furent pas exemptés du devoir commun de servir dans la grande lutte qui s'annonçait. Un corps d'armée composé de soldats de la ligne entra dans Paris peu de temps après la proclamation du gouvernement provisoire ; de nouveaux bataillons rapidement organisés élevèrent la force nominale des troupes de ligne enfermées dans la capitale à plus de 50,000 hommes. Quant aux gardes nationaux et aux mobiles sur lesquels reposait la défense de Paris, ils formaient un nombre évalué sur le papier à plus de 475,000. La plupart des contingents étaient composés d'hommes robustes arrivant de toutes les provinces de la France dès les premiers jours de la guerre ; néanmoins, malgré leur force physique apparente, un grand nombre supportèrent très-difficilement les exigences d'un service pénible pendant l'hiver. Quant aux jeunes gens inscrits dans les bataillons de réserve de la ligne, ils étaient pour la plupart mal constitués. Les bataillons de la garde nationale eux-mêmes comptaient, au milieu d'excellents éléments, beaucoup d'hommes absolument incapables de supporter les fatigues d'une campagne. Je ne puis m'empêcher non plus de faire allusion à deux autres points qui, bien que n'ayant pas de rapport direct avec la médecine, ont néanmoins leur intérêt, si l'on fait un examen comparatif de nos propres institutions militaires. Tous ces détachements furent réunis à la hâte; ils étaient très-imparfaitement exercés; ils n'avaient pas le temps d'apprendre d'une façon pratique tout ce qu'ils étaient en état de faire; ils manquaient de confiance en eux-mêmes, ils n'étaient pas en état d'acquérir cette confiance mutuelle les uns dans les autres et dans les officiers, qui distingue en réalité le vieux soldat des simples recrues. Quant aux officiers, après l'investissement de Paris et l'établissement de l'état de siége, on les vit dans mainte circonstance s'occuper bien plus de leurs plaisirs que de l'instruction de leurs hommes. Dans la garde nationale, les officiers étaient nommés par les hommes qu'ils commandaient : toutes ces circonstances réunies ont contribué, je pense, pour une large part, à la plupart des désastres que l'armée parisienne eut à essuyer dans ses différentes rencontres avec un ennemi beaucoup plus puissant, beaucoup plus instruit et plein de confiance en lui-même : on peut ainsi rattacher à ces causes les pertes considérables en tués et en blessés que cette armée eut à subir dans toutes les occasions.

II. — Habillement des troupes.

Dans la précipitation avec laquelle on dut nécessairement s'occuper de la formation de l'armée de défense, il y avait une difficulté des plus sérieuses à pourvoir tous les contingents d'habillements convenables et suffisants. Il en résulta que lorsque arrivèrent les rigueurs de l'hiver de 1870, l'organisation, sous ce rapport, se montra des plus défectueuses.

De grands efforts furent certainement faits pour subvenir à ces besoins, et, à bien considérer les choses, il est véritablement prodigieux qu'on ait pu obtenir si rapidement tous les effets d'habillement qui furent fournis alors. D'ailleurs, des souscriptions et des dons publics et privés vinrent en aide aux soldats, en cela comme dans tout le reste. Pourtant je crains bien qu'on ne soit forcé d'admettre que beaucoup des maladies et des nombreux décès qui eurent lieu pendant l'hiver n'étaient que le résultat de cette insuffisance dans l'habillement des troupes employées dans les postes avancés et bivouaquant sur le champ de bataille ou dans les environs.

III. — Alimentation.

Parmi les nombreuses épreuves auxquelles furent soumis les habitants de Paris, civils et militaires, pendant ce long siége, la plus grave de toutes consiste indubitablement dans la diminution graduelle des vivres. Malgré les efforts que l'on déploya pour accumuler la plus grande quantité de provisions possible avant l'investissement complet de la capitale, malgré tout le soin avec lequel on se rendit compte de tout ce qu'il y avait dans les magasins en fait de provisions de bouche, on estima qu'il n'y avait guère pour plus de deux mois de vivres, et le siége eut une durée plus de deux fois plus longue. Peu à peu la diminution se fit sentir sur toutes les matières alimentaires. On fit un recensement très-scrupuleux de la population, et bientôt on ne put se procurer d'aliments sous forme de pain ou de viande que sur la présentation de cartes délivrées par les mairies.

Pendant la seconde moitié du siége, la santé publique se ressentit incontestablement de cette alimentation insuffisante et de mauvaise qualité, et les effets que nous en avons éprouvés tous plus ou moins méritent, je pense, d'être rapportés ici.

L'insuffisance de la nourriture animale, ajoutée au manque de chauffage, nous mit plus que jamais hors d'état de résister au froid qui régna à Paris pendant l'hiver de 1870-1871. Nous avions beau mettre tous les vêtements imaginables, le résultat n'était rien moins que satisfaisant. Nous étions en proie à une sensation de froid qui ne nous quittait jamais. Pourtant en faisant une exception pour ceux qui, comme les soldats, étaient directement exposés aux rigueurs de la campagne, les affections de poitrine et les attaques de rhumatisme ne furent pas aussi fréquents qu'on aurait pu le supposer. Les cas de congélation parmi les militaires, surtout ceux qui avaient à bivouaquer, furent à la fois nombreux et très-graves, la disposition à cette affection étant encore accrue par l'alimentation insuffisante ajoutée à l'insuffisance des vêtements.

Le scorbut se déclara alors sous diverses formes et prit bientôt une extension considérable dans toutes les classes de la société. Certains régiments furent particulièrement atteints de cette maladie, qui prit chez eux sa forme la plus accentuée : nous citerons surtout les soldats qui occupaient les forts de Vanves et d'Issy, et qui eurent à souffrir non-seulement de l'alimentation insuffisante, mais encore de la fatigue, des dangers et de l'influence particulière exercée sur leurs esprits par le bombardement terrible et continuel dont ces forts furent assaillis pendant de longues semaines par les batteries prussiennes, situées sur les hauteurs voisines.

Chez les habitants ordinaires de la ville, l'existence de cette diathèse se révéla bientôt. Chez les uns, l'état des gencives fournissait une indication immédiate; chez d'autres, la maladie se manifestait par des taches pourprées sur les téguments. Quelques-uns étaient en proie à des hémorrhagies; tous souffraient plus ou moins d'une sorte d'apathie et de la difficulté considérable qu'ils éprouvaient à supporter des exercices un peu violents : cet état était évidemment dû en partie au défaut de nourriture, en partie au mauvais régime.

On demande ici des renseignements sur la viande conservée dans des boîtes. Quand le stock de viande fraîche fut épuisé, beaucoup de personnes durent se rabattre en partie ou tout à fait sur cette viande conservée. Pendant quelque temps, tout le monde s'accorda à dire que cette viande remplaçait absolument la viande fraîche. Au commencement aucun doute ne s'éleva à ce sujet, et grâce à divers assaisonnements et en s'ingéniant un peu, les assiégés purent se procurer des repas peu copieux et peu variés, il est vrai, mais qui pourtant ne manquaient pas d'une certaine saveur. Mais cette nourriture cessa bientôt de plaire. En même temps, comme nous l'avons fait remarquer plus haut, le pouvoir de résister au froid et à la fatigue diminua peu à peu, la diarrhée commença à régner. On put alors observer généralement de la dyspepsie et des aigreurs. L'amaigrissement devint général et tous les vêtements furent bientôt trop larges.

Je sais parfaitement toute l'importance de la question que je viens d'aborder et les grands intérêts qui s'y rattachent; c'est précisément là ce qui m'engage à éviter d'entamer une discussion à ce sujet. Je préfère me borner à relater des faits que j'ai constatés moi-même et laisser le lecteur tirer lui-même ses conclusions sur la question de savoir jusqu'à quel point on peut raisonnablement compter uniquement sur les viandes conservées dans les voyages ou en campagne.

IV. — Logement des troupes.

Les troupes de l'armée régulière qui occupaient Paris furent logées dans des baraquements ordinaires répandus dans toute la ville, dans des huttes élevées à leur intention dans les larges espaces et les principales voies de communication et dans des tentes dressées momentanément pour leur usage. Les gardes mobiles venus des provinces prirent leurs quartiers dans les hôtels, les maisons particulières, quelques-uns dans des baraquements. Quant aux gardes nationaux proprement dits, on leur permit à la plupart de résider dans leurs maisons, excepté toutefois quand venait le tour de leurs bataillons d'occuper les postes avancés. Les gardes sédentaires, hommes à qui, par des raisons d'âge ou des considérations de famille, on ne demandait pas de franchir les remparts, quittaient leurs maisons pour faire leur service, et une fois leur service terminé, rentraient chez eux. L'aspect de toute la population mâle de la ville en uniforme était des plus remarquables. Les garçons de magasin, de café, de restaurant, les coiffeurs et jusqu'aux commissionnaires des rues, tout le monde avait l'habit militaire. Les enfants eux-mêmes jouaient au soldat, portaient des sacs en miniature et s'exerçaient avec de petits chassepots.

La question du logement a une grande importance au point de vue de l'hygiène. Elle en avait pendant le siége : aussi mérite-t-elle que nous nous y arrêtions un peu. Le système de casernement des soldats en France, bien que parfait en théorie, est extrêmement défectueux par rapport aux règles de l'hygiène. Dans une baraque, les troupes sont disposées par escouades et par sections. Chaque grand compartiment du bâtiment est réservé à trente-deux hommes, et chaque étage du bâtiment contient six de ces sections ou en d'autres termes trois compagnies. Chacun de ces compartiments est partagé en deux dans le sens transversal par une cloison en planche de 6 pieds 1/2 environ de haut. Les lits sont disposés quatre par quatre, à partir du mur de chaque extrémité de la cloison, en sorte que si l'on se place dans l'allée centrale du compartiment, on a de chaque côté huit hommes, soit sept soldats et un caporal, qui sont pour ainsi dire isolés, et forment en quelque sorte entre eux un corps spécial. L'inconvénient de cette disposition, néanmoins, est que les lits étant placés dans le sens transversal et non dans le sens longitudinal, l'aération ne peut jamais être aussi complète que dans les baraquements anglais; on observe, par suite, toutes les conséquences d'une ventilation insuffisante.

Les baraques étaient en général construites fort légèrement, et les hommes qui les habitaient n'avaient pour toute literie qu'une certaine quantité de paille jetée sur les longs lits de camp sur lesquels ils dormaient; ils n'avaient outre cela que leurs propres couvertures et leurs capotes. Ils avaient l'emplacement nécessaire pour faire leur cuisine, mais tous les autres accessoires et les communs faisaient absolument défaut. Les *tentes-abris* furent peu employées, et quand elles le furent, elles ne rendirent que fort peu de services contre le mauvais temps. En fait, on n'en est même plus à se demander si, pendant la guerre franco-prussienne, l'avantage que l'on a pu en tirer n'a pas été contrebalancé outre mesure par les embarras résultant de leur poids, sans parler du temps matériel nécessaire pour les dresser et les replier.

V. — Secours aux malades et aux blessés.

Quelque grands qu'aient été les efforts faits pour mettre les fortifications de Paris en état de soutenir un siége, ils ne surpassent guère ceux de l'Intendance et de diverses associations philanthropiques pour l'accommodation des locaux et les soins aux malades et aux blessés. On comprenait qu'on avait le devoir impérieux de rendre les moyens de préserver la vie des citoyens aussi efficaces en leur genre que les moyens de destruction pour les ennemis, et l'on peut affirmer que, dans cette occasion, la question d'argent a été considérée par les sociétés et les particuliers comme une chose toute secondaire, en comparaison de la grande tâche qui consistait à procurer aux malades et aux blessés la plus grande somme de bien-être, de soins et de confortable possible. Il est malheureusement difficile d'obtenir des renseignements précis sur l'étendue exacte des moyens de secours dont on put disposer dans les hôpitaux, les édifices, les maisons particulières, les baraquements et les tentes. Au bout d'un certain temps, une grande quantité d'établissements qui avaient été choisis dans ce but furent abandonnés pour diverses raisons : un système régulier de surveillance fut également organisé, les différents hôpitaux temporaires ou ambulances furent annexés aux grands hôpitaux militaires et civils, et l'on partagea le tout en dix grandes divisions : le nombre des lits alors soumis à l'inspection fut de 25,754, ce qui représente un chiffre équivalant à environ 5 pour 100 de l'effectif des troupes, si nous admettons qu'il y ait eu dans Paris 475,000 hommes sous les armes.

Il faut observer cependant que beaucoup de blessés furent, pendant le siége, traités dans leurs propres maisons. Le temps, malheureusement, ne permit pas de consacrer tout le soin nécessaire au choix des édifices destinés aux malades et aux blessés. Les besoins de l'armée, comme cela arrive souvent, l'emportèrent sur les règles dictées par l'hygiène. Aussi les résultats qui en furent si fréquemment la conséquence doivent être considérés, dans une grande proportion, comme inséparables des conditions d'un siége. Il va sans dire que de grandes différences existaient dans le degré de convenance des différents bâtiments ; il en est, et un grand nombre, qui étaient totalement impropres à cet usage. En général, plus un édifice était grand et prétentieux en apparence (en faisant une exception pour les hôpitaux existant déjà), moins il était propre à cet usage. Au contraire, plus la disposition intérieure des appartements était simple, plus sa transformation en hôpital était facile et satisfaisante. De tous les édifices, les églises étaient les plus difficiles à organiser en ambulance et les moins convenables pour cet objet. Les bâtiments dans lesquels les appartements communiquaient directement ou indirectement les uns avec les autres, ne convenaient pas non plus ; ceci s'applique surtout à ceux dans lesquels une allée centrale séparait deux rangées de chambres. En somme, l'impression générale de beaucoup de gens d'expérience, aussi bien que la mienne, est que dans aucun bâtiment permanent, qu'il fût ou non consacré habituellement au service hospitalier, les chances de guérison pour les blessés n'étaient pas, à beaucoup près, aussi grandes que dans les baraques, tentes ou autres établissements temporaires. Ce fait est incontestablement de la plus haute importance en lui-même, et s'accorde complétement avec ce qui a été dit et redit sur le même sujet. Il est cependant une considération toute matérielle que l'on ne doit jamais négliger : c'est que dans un siége, on ne peut pas toujours avoir assez de baraquements pour faire face à tous les besoins ; c'est que l'on ne peut pas toujours avoir à sa disposition l'emplacement nécessaire pour les placer ; c'est qu'enfin, et cela s'applique précisément à Paris, on ne peut pas disposer toujours d'un nombre suffisant d'ouvriers pour scier les planches et les dresser, quand toute la population mâle est sous les armes. C'est là, en effet, encore un point important où la guerre et l'hygiène sont en opposition directe l'une avec l'autre.

VI. — Infirmiers.

Sous cette dénomination générale, je comprends tous ceux qui, indépendamment des chirurgiens ou médecins, ont donné leurs soins aux malades et aux blessés. Nous entendons donc par là les dames, sœurs ou infirmières à gages; nous voulons également parler des hommes, infirmiers volontaires, membres des corporations religieuses, aussi bien des gens inexpérimentés que l'on avait engagés à cette occasion que des infirmiers réguliers que l'on rencontre habituellement dans les salles d'hôpitaux civils ou militaires. Je rends hommage de toutes mes forces aux dames laïques ou religieuses qui ont prodigué leur temps et leurs soins aux blessés et aux malades de Paris, et pourtant je ne puis m'empêcher de faire remarquer qu'il existe mainte et mainte circonstance liée à l'état de guerre qui indique clairement qu'il est indispensable, dans un hôpital militaire, que l'organisation soit complète et que le personnel ne se compose que de gens capables de résister aux fatigues inséparables de la guerre. En ceci, comme sous d'autres rapports, il faut bien se garder de considérer l'organisation adoptée pendant le siége de Paris comme conforme aux conditions ordinaires d'une campagne; car l'expérience a prouvé qu'il n'en était pas ainsi.

Dans mon rapport officiel sur ma dernière mission, j'entre à ce sujet dans des détails que je ne puis donner ici. Je dois pourtant faire observer que la tâche de veiller sur les blessés, si elle n'est pas des plus agréables, est de la plus haute importance, et implique souvent une question de vie ou de mort. Par suite, du moment que la vie d'un individu a pour lui-même et pour la société l'importance que notre civilisation lui accorde, il y a nécessité absolue de prendre toutes les mesures nécessaires pour lui conserver l'existence. Cette idée est généralement admise en ce qui touche les chirurgiens et les médecins et aussi les infirmières, mais on n'a pas apparemment reconnu la même nécessité pour ce qui regarde les infirmiers. Pendant le siége, on a pu se convaincre dans un grand nombre de circonstances du bien-être qu'éprouvaient les blessés confiés aux mains d'hommes bien élevés et intelligents, bien-être qui faisait un singulier contraste avec la situation de ceux qui étaient soignés par les infirmiers de la basse classe de la société. L'efficacité du traitement chirurgical et médical était bien plus grande dans le premier cas que dans le second, par la raison que les premiers comprenaient l'importance des devoirs qui leur étaient imposés et exécutaient avec intelligence les ordres qu'ils recevaient, tandis que tout le contraire arrivait avec les seconds. Si donc il y a un enseignement à tirer de l'épreuve que l'on a faite des infirmiers, c'est sans contredit celui d'établir pour tous les hôpitaux militaires ou civils un corps d'infirmiers de bonne tenue, honorables et passablement instruits. Qu'on donne des encouragements suffisants, et nous ne doutons pas qu'on ne trouve de tels hommes qui consentent à se consacrer à cette tâche. Comme l'a dit un membre distingué de l'Intendance française, « l'institution des infirmiers telle qu'elle existe actuellement est une erreur; ils n'ont aucun intérêt à leur position, ils n'ont pas de discipline, ils ne sont pas suffisamment instruits, leur organisation doit être modifiée. »

VII. — Sociétés de la convention de Genève.

Diverses sociétés placées sous l'emblème de la croix rouge furent organisées à Paris au début de la guerre franco-prussienne : il va sans dire qu'elles ont contribué à procurer des secours immenses aux blessés dans les batailles. Parmi les sociétés instituées à Paris, la principale était « la Société de secours aux blessés »; venaient ensuite les ambulances de la Presse, la Société américaine, la Société évangélique, etc... En outre, dix-sept autres sociétés environ du même genre, mais établies sur une moins grande échelle.

Au mois d'août 1870, la Société de secours aux blessés avait envoyé en avant plusieurs ambulances; néanmoins, le théâtre principal de ses opérations fut la capitale. Pour indiquer le pied énorme sur lequel cette Société fonctionna pendant toute la guerre, je voudrais donner ici le total du personnel employé, entretenu et payé par elle. Ce personnel comprenait 16 chirurgiens principaux, 58 chirurgiens, 101 aides-majors, 139 sous-aides chirurgiens, 13 économes généraux, 30 sous-économes, 40 aumôniers, 29 infirmiers-majors, 48 caporaux-infirmiers, 546 infirmiers, 55 cochers, 124 chevaux et 40 voitures ou fourgons.

Dans les différentes ambulances dépendant de cette Société, ou annexées à elle, toutes les ressources imaginables se faisaient remarquer par la quantité et la qualité. Les frais n'étaient qu'une question secondaire; on ne prenait en considération que le bien-être des malades et des blessés.

VIII. — Questions touchant la chirurgie.

Je ne sais vraiment comment condenser mes remarques sur cette même partie de mon sujet pour donner un simple exposé des points les plus importants qui s'y rattachent. Même dans mon rapport officiel, mes observations ont été plus abrégées que je ne l'aurais voulu; ici, je suis forcé de me restreindre encore plus. Si l'on considère la nature des armes employées dans la guerre moderne, le caractère des blessures produites par leurs projectiles présentait un sujet de recherches des plus importantes. Si l'on établit une comparaison avec le genre de blessures observées dans les campagnes précédentes, voici à peu près les particularités que présentent celles qui ont été observées pendant le siége de Paris:

1° Une porportion considérable de lésions graves par rapport aux blessures légères.

2° La fréquence des blessures multiples chez un.même individu.

3° Le nombre considérable des blessures du membre supérieur et du membre inférieur par rapport aux blessures du tronc. (Ce fait doit être évidemment attribué à l'augmentation du pouvoir pénétrant des armes modernes, et par suite aussi à l'augmentation de la mortalité sur le champ de bataille par les blessures du thorax et de l'abdomen.)

4° L'absence des blessures par le sabre ou la baïonnette.

Les *commotions* à la suite des lésions graves, bien que manifestes parfois, ne m'ont semblé nullement être aussi nombreuses que parmi les soldats anglais dans d'autres guerres, par exemple dans l'insurrection des Indes, et cet état, quand il se produisait, ne présentait pas le degré de gravité que leur attribuent les anciens chirurgiens de notre pays. Cette particularité peut tenir à une étiologie de *race*, peut-être à toute autre cause; l'étude de cette question aurait certainement une grande importance scientifique. En règle générale, le pansement des blessés sur le champ de bataille se bornait à ce qui était absolument nécessaire pour permettre de les transporter avec sécurité à l'hôpital le plus proche de la ville. Dans un grand nombre de cas, ces pansements étaient faits par les chirurgiens-majors de l'armée française sous un feu des plus vifs : c'est là un fait que je tiens à mentionner, car je ne crois pas qu'on l'ait mis jusqu'ici en évidence autant qu'il le mérite. Beaucoup de premiers pansements étaient faits aussi par les chirurgiens des diverses sociétés de secours aux blessés, et l'on peut dire que tout le transport des blessés, en tant que transport effectif et convenable, était fait par les soins de ces sociétés.

Trois méthodes de traitement pour les blessures des membres me paraissent avoir été adoptées à Paris. La première consistait à faire usage d'appareils et de pansements les plus simples possible. Dans la seconde, ils étaient plus compliqués et extrêmement ingénieux sous beaucoup de rapports. Dans la troisième méthode enfin, la pratique d'une opération importante paraissait être le principal objet que l'on avait en vue. Chacune de ces méthodes avait ses indications spéciales. Les deux premières furent adoptées dans le but de la conservation des membres ; mais, comme nous allons le voir, elles n'étaient praticables chacune que dans certaines conditions spéciales.

Parmi les méthodes du second genre, nous citerons l'*occlusion pneumatique* de M. Jules Guérin. L'auteur de cette méthode ayant observé la rapidité avec laquelle la réunion se fait dans la chirurgie orthopédique, fut conduit à traiter les plaies communiquant avec l'extérieur par l'exclusion de l'air ; il imagina donc un appareil pneumatique pour arriver à ce résultat, et par suite empêcher la suppuration de se produire. Cet appareil se compose de manchons de caoutchouc, de pompes et de réservoirs de vide trop compliqués pour être décrits ici. Mais, comme une description détaillée de cet appareil faite par M. Jules Guérin lui-même a été envoyée à Netley, tous les détails qui s'y rapportent seront, sans aucun doute, mis en lumière par quelques-uns des éminents professeurs de cet établissement. Des lésions de tout genre et de toute espèce de gravité, intéressant les membres, même les plaies pénétrantes graves des grandes articulations, ont été traitées par cette méthode, et avec une proportion considérable de succès. Mais le fait le plus important, et que je dois consigner ici, c'est que les blessés traités de cette manière par l'exclusion de l'air échappaient à la pyohémie, bien que ce genre de complication régnât dans une large mesure parmi les blessés soignés par les méthodes ordinaires dans le même établissement. Il faut constater néanmoins que de grandes divergences d'opinions existaient à Paris au sujet de l'efficacité de cette pratique comparée aux autres méthodes ; de plus, le volume de ce genre d'appareils et l'encombrement qui résultait de leur emploi les rendaient tout à fait impropres au service d'une armée en campagne ; mais ils méritent un examen approfondi dans les hôpitaux permanents, et c'est dans ce but que j'appelle ici l'attention sur eux.

Les pansements employés par les chirurgiens dans les blessures, et à la suite des opérations, ont été des plus variés. Les différentes préparations d'acide phénique furent fréquemment employées, et avec avantage, dans le but de diminuer dans une grande proportion, sinon de prévenir absolument la pourriture d'hôpital. Les solutions de permanganate de potasse furent usitées très-efficacement dans les plaies de mauvais aspect, dans celles qui intéressaient très-profondément les tissus, avec ou sans fracture des os, ou dans lesquelles le projectile était resté enclavé. Les lotions d'acide nitrique étaient encore un très-bon pansement dans les mêmes circonstances; parmi les autres topiques employés, nous citerons la teinture d'arnica étendue, l'alcool étendu, le perchlorure de fer, la glycérine sous diverses formes, les cérats simples ou composés et diverses poudres désinfectantes. Dans certaines ambulances on se servait beaucoup des cataplasmes; mais le plus souvent on employait les fomentations recouvertes de taffetas huilé. Les tubes à drainage étaient employés dans une proportion beaucoup plus grande que nous ne sommes habitués à le voir en Angleterre. Les irrigations furent mises en usage dans quelques ambulances; mais les dispositions qu'elles nécessitaient étaient des plus incommodes, et elles entretenaient dans le lit du blessé et sur le parquet avoisinant un état d'humidité des plus fâcheux. En règle générale, les bandages étaient fort soigneusement appliqués; mais la grande quantité de linge, de charpie, etc., empêchait non-seulement le libre écoulement des liquides de la plaie, mais entretenait encore un degré de chaleur très-pernicieux dans les parties voisines. On se servait des éponges beaucoup plus que nous n'avons l'habitude de le faire dans nos ambulances, et je ne puis m'empêcher de songer au préjudice qui en résultait pour les blessés en général.

L'étoupe fut employée tout d'abord à l'ambulance américaine dans le pansement des plaies et dans les fractures des membres par coups de feu; au bout d'un certain temps, les nombreux avantages que l'on en tira amenèrent son emploi dans plusieurs autres hôpitaux. Les avantages auxquels je fais allusion consistaient surtout dans la facilité avec laquelle elle absorbait les liquides de mauvaise nature et l'excellent point d'appui qu'elle fournissait aux membres blessés, en raison de son élasticité. La qualité qu'on employait était précisément la plus grossière, celle enfin que l'on désigne habituellement d'une façon plus particulière sous le nom d'*étoupe*. Pour mon compte, je suis porté à croire que cette variété l'emportait sur celles de qualité supérieure, pour remplir les indications que l'on avait en vue.

Une grande quantité d'appareils furent employés pour soutenir les membres blessés. Parmi les meilleurs, je citerai l'appareil de Bonnet (de

Lyon), qui mérite d'être mentionné en première ligne. Il se compose d'une charpente de fer très-solide et soigneusement capitonnée, d'une forme et d'une largeur suffisantes pour loger les deux membres inférieurs et s'étendre de plus le long du dos jusqu'au niveau des épaules, de telle façon que le blessé y repose parfaitement à l'aise et que le membre lésé puisse être immobilisé et pansé autant qu'il est nécessaire. Dans ce but, l'appareil a été disposé de telle sorte que toutes les pièces de pansement puissent être appliquées rapidement, n'importe à quel niveau. L'attelle de fer placée à la partie antérieure, imaginée par le docteur Smith et perfectionnée par le docteur Shrimpton, a été assez fréquemment employée à l'ambulance du Corps législatif. On l'a trouvée utile dans certaines lésions du membre inférieur; mais son application demande beaucoup de temps et de peine. Les bandages plâtrés, appliqués sur des attelles convenablement disposées ou arrangées pour éviter la compression des parties sous-jacentes, furent usités aussi, et avec beaucoup de succès. De cette manière les déplacements, dans les cas de fracture compliquée, étaient entièrement évités. Enfin, dans certains cas, les membres atteints étaient soutenus simplement par des coussins et maintenus en position, uniquement par des planchettes de bois triangulaires placées de chaque côté, et auxquelles on donnait une longueur convenable. Dans toutes ces circonstances, on avait naturellement soin d'assurer l'absorption des liquides par des pansements appliqués sur la plaie elle-même.

L'extension redoutable que prirent la pourriture d'hôpital et l'infection purulente dans les hôpitaux et ambulances pendant le siége de Paris est maintenant bien connue. A cette époque, ce fut là une des préoccupations les plus grandes des chirurgiens et l'une des principales causes de la mortalité qui régna parmi les blessés et les opérés. Les différentes formes sous lesquelles ces affections se manifestèrent sont dues à plusieurs causes combinées. Comme nous l'avons déjà fait observer, quelques-uns des édifices occupés par les blessés étaient tout à fait impropres à cet usage; d'autres étaient encombrés, d'autres insuffisamment aérés; dans quelques-uns la ventilation ne se faisait que par les salles entre elles, comme par exemple le Grand-Hôtel; dans d'autres, une allée centrale recevait les émanations des salles placées de chaque côté, mais ne pouvait pas se débarrasser elle-même de l'air vicié qu'elle contenait. Il est malheureusement à craindre aussi que dans quelques hôpitaux les linges et les draps sales n'aient pas été enlevés des salles de blessés aussi vite qu'on aurait pu le désirer, et qu'il ait été tout à fait impossible aux chirurgiens de remédier à ce défaut de soins hygiéniques. En outre, beaucoup de soldats avaient souffert de l'alimentation insuffisante pendant longtemps avant d'être blessés, et dans les hôpitaux on ne pouvait, par suite des circonstances, leur procurer la somme de nourriture et de vin que réclamait leur situation. On peut se demander aussi si, en France, on est aussi large que chez nous sous le rapport du régime et du confortable : nous donnons *largâ manu* le bœuf et le porter; en France, on donne « du Bordeaux et un peu de confitures ».

En mettant en ligne de compte les différents modes de traitement suivis dans les blessures par armes à feu, les différentes conditions dans lesquelles les blessés furent placés à Paris, et les conséquences différentes des lésions de même gravité, il était très-important de s'arrêter à certaines règles sur le choix du traitement à employer dans les diverses circonstances. Ce point a attiré l'attention d'un grand nombre d'hommes éminents qui ont consacré leurs soins aux blessés pendant le siége. Mais on n'est arrivé qu'à un résultat approximatif. Les conclusions semblent néanmoins être les suivantes : En ce qui touche l'amputation, cette opération était préférable à la désarticulation ou à la resection, quand on était obligé de faire le transport des opérés à la suite de l'armée; la resection et la désarticulation semblaient réussir beaucoup mieux au membre supérieur qu'au membre inférieur; la désarticulation du genou dans le but de remplacer l'amputation en cas de blessures articulaires par coups de feu réussissait très-mal, bien qu'on ait eu à se louer de cette pratique dans des maladies ordinaires de la vie civile.

La pratique qui a été faite de la chirurgie conservatrice a également prouvé qu'elle réclamait l'application de règles bien définies, même dans les hôpitaux fixes pourvus abondamment de tous les genres d'appareils, d'infirmiers intelligents et bien instruits, etc., les succès que l'on a pu obtenir dans les conditions que je viens de mentionner ne peuvent servir de base pour déterminer les avantages qu'on pourrait en tirer dans les ambulances volantes à la suite des armées. Elle exige beaucoup d'attention et de fatigue physique de la part des chirurgiens, qui ne peuvent matériellement remplir complétement leur tâche que quand il n'y a relativement que peu de cas graves dans un service. De plus, le blessé est très-exposé par cette méthode à toutes les complications des plaies, et dans un grand nombre de cas les membres conservés ne sont que d'une utilité médiocre au patient. Il y a évidemment des exceptions à ceci, mais ce que je viens de dire est la règle. Dans les tentes et les baraques, les blessés traités de cette manière ont beaucoup plus de chances de guérir que dans les maisons ordinaires, mais même dans ce cas, le danger de l'infection n'est pas écarté.

Ces notes ne représentent que très-imparfaitement quelques-uns des enseignements précieux que le siége de Paris a permis de recueillir et ne contiennent qu'un simple sommaire de quelques-uns des sujets dans lesquels je suis entré plus à fond dans le rapport officiel que j'ai eu l'honneur de soumettre aux autorités. Dans ce travail, j'ai profité de l'occasion qui m'était offerte pour reconnaître toutes les prévenances et les égards dont j'ai été l'objet de la part des membres de ma profession et de tous ceux avec qui j'ai été en rapport pendant les graves événements du siége de Paris, et j'ai mentionné par leur nom ceux à qui je suis le plus particulièrement redevable. Je pense que la courtoisie que les médecins de Paris m'ont témoignée à moi et à mon collègue le docteur Wyatt s'adressait aux médecins anglais en général. C'est ainsi que nous l'avons compris, et c'est dans le même esprit que j'y fais allusion ici, pensant que, quelles que soient les rivalités qui puissent malheureusement s'élever entre les nations, tous les membres de notre profession doivent rester unis entre eux et qu'il ne doit exister entre nous d'autre rivalité que le désir de faire avancer la science et d'étendre ses bienfaits dans l'intérêt de l'humanité.

FIN.

www.ingramcontent.com/pod-product-compliance
Ingram Content Group UK Ltd.
Pitfield, Milton Keynes, MK11 3LW, UK
UKHW020230200726
13856UKWH00004B/1695